AF402508

Henri BRIN

Ancien interne des Hôpitaux de Paris
Ancien aide d'Anatomie à la Faculté de Paris
Professeur de Pathologie externe à l'École de Médecine d'Angers
Chirurgien de l'Hôpital

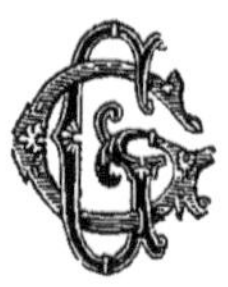

Deux cas d'invagination intestinale chez l'adulte

Opération par désinvagination — Guérison

ANGERS

GERMAIN & G. GRASSIN, IMPRIMEURS-ÉDITEURS

G. GRASSIN, Successeur

40, rue du Cornet et rue Saint-Laud

—

1909

HENRI BRIN

Ancien interne des Hôpitaux de Paris
Ancien aide d'Anatomie à la Faculté de Paris
Professeur de Pathologie externe à l'École de Médecine d'Angers
Chirurgien de l'Hôpital

Deux cas d'invagination intestinale
chez l'adulte

Opération par désinvagination — Guérison

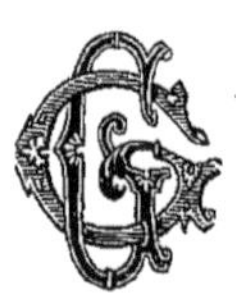

ANGERS

GERMAIN & G. GRASSIN, IMPRIMEURS-ÉDITEURS

G. GRASSIN, Successeur

40, rue du Cornet et rue Saint-Laud

—

1909

Deux cas d'invagination instestinale chez l'adulte. — Opération par désinvagination. — Guérison.

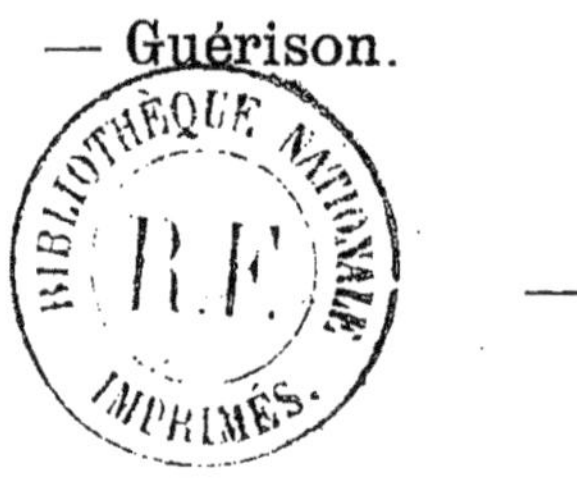

Obs. I. — *Invagination intestinale iléale ayant pour point de départ le diverticule de Meckel. Désinvagination et résection du diverticule. Guérison.*

Mme C..., 39 ans, demeurant à La Pyramide, près Angers, m'est adressée à ma clinique par mon ami le Dr Letourneulx, de La Pyramide.

Cette femme a eu trois enfants ; n'a jamais eu de maladies graves en dehors de ses souffrances abdominales

Celles-ci ont débuté il y a douze ans, après son premier enfant. Deux ou trois fois par an, depuis cette époque, la malade est obligée de s'aliter pendant quelques jours. Depuis un an, dans l'intervalle des crises douloureuses, le ventre reste sensible et la malade, cultivatrice, ne peut plus travailler. C'est après un repos au lit de six semaines qu'elle vient me trouver.

Quand je l'examine, elle présente une matrice augmentée de volume, en antiflexion ; le cul-de-sac postérieur est rempli par une masse bosselée, douloureuse et immobile. Les antécédents, les poussées fébriles et douloureuses, l'examen physique permettent de diagnostiquer une salpingite ancienne.

Opération le 3 mars 1904. — Laparotomie médiane sous chloroforme ; hystérectomie sus-vaginale, avec ablation de deux annexes malades ; la gauche, très adhérente aux parois du Douglas, est grosse comme une orange. Elle se crève pendant l'extirpation. Le pus est recueilli sans qu'une anse intestinale soit souillée. Terminaison de l'opération par un surjet au catgut n° 0, cachant les ligatures des vaisseaux et le moignon du col.

Un drain en caoutchouc est laissé dans le Douglas. Fermeture de la paroi abdominale en trois plans. Catgut et crin.

L'opération a duré cinquante-cinq minutes.

Les suites opératoires furent d'abord des plus simples : un seul vomissement chloroformique le premier jour. Pas de réaction péritonéale. La malade rend des gaz au bout de trente-six heures avec un lavement et elle urine seule dès le début.

La température, 36°5 le soir de l'opération.

Le 4 mars. — 37°2 et 38°. Lavement qui ramène des gaz.

Le 5 mars. — 37°8 et 37°5. La malade va à la selle avec un lavement. Le drain est enlevé.

Le 6 mars. — Purgation légère. Température, 36°8 et 37°5.

Le 7 mars. — Température, 36°7 et 37°7.

Du 8 mars au 10 mars. — La température va de 36°5 à 37. Pouls, de 80 à 88.

La malade souffre de coliques qui cessent avec l'expulsion des gaz.

Le 11 mars au matin, les gaz ne sont pas expulsés, la malade souffre davantage et le ventre est légèrement ballonné,

douloureux à la pression, surtout à gauche. Un lavement de
1.000 grammes ne ramène aucun gaz et est seulement un
peu teinté par les matières. On met deux vessies de glace sur
le ventre, on suspend l'alimentation et on injecte un litre de
sérum en deux fois. Les crins ne sont pas enlevés.

Le matin, température, 36°7, et pouls à 96.

Le soir, température 37 et pouls à 110. La malade a
quelques nausées.

Le 12 mars. — La malade a vomi deux fois, à minuit et à
3 heures du matin, des matières bilieuses. Elle n'a rendu
aucun gaz. Le ventre est plus gros, sans être très tendu. La
température est à 36°9 et le pouls varie entre 110 et 120, plus
petit que la veille. L'état général commence à être inquié-
tant. On décide d'intervenir avec le diagnostic d'occlusion
par adhérences.

Seconde laparotomie le 12 mars, à l'éther, avec l'aide de
mon ami le Pr Papin, d'Angers.

Même ouverture qu'à la première intervention. Les crins
sont enlevés. La paroi est bien réunie ; les catguts n'ont pas
lâché.

Aussitôt le péritoine ouvert, il s'écoule du liquide citrin en
petite quantité. Les anses grêles, très dilatées, tendent à
sortir. Elles sont maintenues avec des compresses chaudes.

En les refoulant vers le diaphragme, on s'aperçoit que
l'une d'elles est adhérente à la région du surjet pelvien. Cette
anse est très distendue ; en la suivant, on arrive sur une partie intestinale flasque, terminaison de l'iléon.

Je crois, à ce moment, mon diagnostic vérifié.

Coudure par adhérence.

Je cherche à libérer l'anse et j'y parviens facilement. Mais
je m'aperçois alors que la circulation intestinale ne se réta-
blit pas, que l'occlusion a pour cause une invagination des-
cendante de l'iléon.

Le collet est peu serré ; il n'y a pour ainsi dire pas d'adhé-

rence et je produis facilement la désinvagination du seg-
ment interne, qui peut avoir 7 à 8 centimètres de longueur.
Les gaz passent immédiatement dans le bout inférieur. La
surface est légèrement dépolie. En un point, la paroi présente une nodosité grosse comme une noix. Tout d'abord,
je crois à un polype ayant favorisé l'invagination. Mais, en
l'examinant plus attentivement, je constate, sur le bord libre
de l'intestin, au niveau même de la petite tumeur, un orifice
bordé de séreuse et n'étant pas, par conséquent, une per-
foration. En pressant sur les deux faces de l'intestin, je fais
béer cet orifice, qui m'avait semblé un simple pli de la
paroi, et je vois nettement qu'il y a une invagination laté-
rale. Avec des pinces Chaput, je parviens à évaginer un
diverticule gros comme le pouce et long de 4 centimètres
environ. J'ai pu constater alors un phénomène très intéres-
sant. Aussitôt le diverticule abandonné à lui-même, il se
réinvaginait, disparaissait totalement et, à sa place, il
n'existait plus qu'un petit orifice.

Devant cette tendance, il n'y avait qu'à l'extirper. C'est
ce que je fis, et je réunis les parois intestinales par deux plans
longitudinaux au fil, un plan total et un surjet de Lembert.

Drainage du petit bassin. Suture de la paroi abdominale en
un plan.

Les suites furent absolument simples. Aucun vomissement postopératoire. Le soir même, la malade avait une
abondante évacuation de gaz et de matières liquides.

Le drain fut enlevé au bout de quarante-huit heures, les
crins au bout de dix jours.

La malade quitta la clinique le 29 mars 1904. Elle n'a
jamais eu d'accident depuis lors.

Cette observation est principalement intéressante par :

1º *La cause de l'invagination.* — Ici, les antécédents
paraissent avoir la filiation suivante : quelques jours après
la laparotomie, une anse devient adhérente à la région opé-

ratoire pelvienne. Le péristaltisme est augmenté au-dessus de cette adhérence et, comme dans l'anse, luttant ainsi contre l'obstacle, il existe un centre de contraction pour ainsi dire indépendant, le diverticule de Meckel, celui-ci s'invagine dans l'intestin grêle, créant la tête de l'invagination.

Le diverticule de Meckel serait assez fréquemment le point de départ d'une invagination. Pour ne citer qu'une statistique, John Rushmore (*Annals of Surgery*, 1907, fascicule 176, page 210) trouve, sur quatorze cas d'invagination de l'intestin grêle, huit cas dans lesquels le diverticule meckelien en formait l'extrémité inférieure.

2° *La limitation de l'invagination.* — La partie invaginée n'avait que quelques centimètres, parce qu'elle s'était trouvée arrêtée par l'adhérence et la coudure probable de l'intestin grêle.

Obs. II. — *Invagination iléo-cæcale. Désinvagination et anastomose iléo-colique. Guérison.*

M. X..., 34 ans, demeurant à Angers. Il ne présente aucun précédent morbide. Professeur de musique, il a seulement eu à souffrir du manque de leçons et, pendant l'année 1907 et le commencement de 1908, il ne put toujours satisfaire sa faim. A la suite de cette misère, il commença à maigrir. Janvier 1908. Depuis lors, il se sentait souvent fatigué, sans accuser de douleurs locales.

Le 28 juillet dernier, il est pris de douleurs violente dans tout le ventre. Il essaie de toutes les positions pour les calmer. En même temps, une diarrhée abondante et sanguinolente faisait porter à un de nos confrères le diagnostic de dysenterie saisonnière. Après chaque selle diarrhéique, les douleurs se calmaient, pour reprendre ensuite avec intensité. Pouls à 110. La crise cède en quarante-huit heures aux

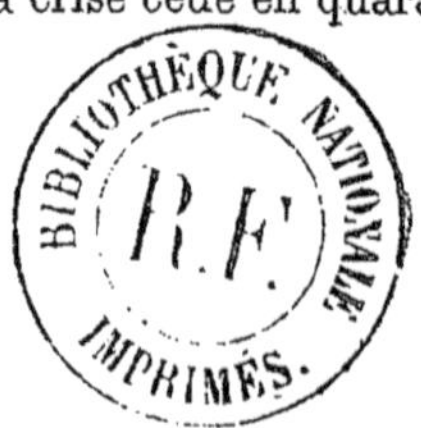

applications chaudes, aux opiacés et à la diète. Trois jours
après, nouvelle crise semblable pendant vingt-quatre heures.
Mon ami le Dr Sourice constate une tumeur arrondie, douloureuse, dans l'hypocondre droit. La défense musculaire
empêche de préciser ses caractères. On pense, toutefois, à
une crise hydronéphrotique et on applique un bandage de
flanelle assez serré. Le lendemain, le malade ne souffrait
plus et sa tumeur avait disparu.

Pendant huit jours, le malade reste au lit, avec un régime
de lait, laitages et purées, sans avoir la moindre souffrance.

Le 12 août, nouvelle crise en tous points semblable, avec
une selle diarrhéique et légèrement teintée de sang digéré.
Le 13, je vois le malade avec le Dr Sourice. La douleur est à
peu près disparue ; des gaz ont été émis spontanément : la
température est à 37°3 et le pouls à 80. L'examen est pos-
sible dans de bonnes conditions. M. X... est très amaigri et
très pâle. En palpant son ventre, la main s'arrête immédiatement à une tumeur située à l'union de l'hypocondre droit
et de l'épigastre. Manifestement sous-musculaire et assez
superficielle, cette tumeur est arrondie et grosse à peu près
comme le poing. Elle est mobile verticalement. On peut la
faire descendre de façon à insinuer la main entre elle et les
fausses côtes. On peut la faire remonter et disparaître à peu
près complètement sous les côtes. Mais il est à noter que,
réintégrée sous les côtes, elle ne donne pas le contact lom-
baire comme le ferait un rein mobile réduit. Sa mobilité
transversale, moins prononcée, permet toutefois de la faire
passer à gauche de l'ombilic. Tous ces mouvements peuvent
être imprimés sans grande douleur. La tumeur est submate.
L'absence des troubles urinaires, la forme et les caractères
de la tumeur ne nous permettent pas de nous arrêter à l'idée
d'une hydronéphrose. La possibilité de séparer nettement la
tumeur du foie, la mobilité verticale exagérée, l'absence de
troubles hépatiques nous font éliminer la vésicule.

Nous nous arrêtons à l'hypothèse d'une tumeur colique. Les symptômes, tels que la diarrhée sanguinolente, les douleurs à caractères intestinaux, la mobilité verticale sont en faveur de ce diagnostic. En outre, la disparition de la tumeur, puis sa réapparition au moment des crises nous font penser à l'invagination chronique à répétition et nous proposons une intervention.

Le lendemain, la tumeur est à nouveau disparue ; le malade a eu une selle diarrhéique abondante, a rendu de nombreux gaz et se sent tout à fait bien. Au bout de quatre jours, il se lève et reprend son travail et son régime ordinaire sans souffrir ni ressentir aucun trouble. L'amélioration se maintient jusqu'au 4 octobre, jour où il est repris d'une crise encore plus violente que les précédentes. Cette fois-ci, pas de diarrhée, mais rétention des matières et des gaz. On sent la même masse au même endroit. Le malade a des nausées, son pouls est à 100 et la température à 37o2. Diète, glace, sérum. Le 5, le ventre se ballonne, le malade souffre toujours beaucoup. Le pouls reste entre 100 et 110, température 36o7. Le malade entre à ma clinique.

Opération le 6 octobre 1908, avec l'aide du Dr Launay, en présence des Drs Sourice, d'Angers, Sourice, de Saint-Florent-le-Vieil, sous chloroforme. Laparotomie médiane sus-ombilicale, dépassant légèrement l'ombilic en bas.

Il sort du liquide ascitique. On trouve immédiatement la tumeur. Elle siège bien sur le côlon transverse. J'essaie de l'extérioriser ; mais je constate qu'elle est moins mobile qu'elle ne m'avait semblé avant l'opération et je suis obligé de sectionner transversalement le muscle droit pour amener le côlon en dehors du ventre. Il s'agit d'une invagination typique comprenant le côlon ascendant, le cæcum, l'appendice et la portion terminale de l'iléon.

Le collet formé par le côlon transverse (près de l'angle droit) s'applique sur l'intestin grêle. Le côlon est rouge, vascularisé. Au delà de la tumeur, il est affaissé. L'iléon est également rouge, modérément distendu. M'appuyant sur la réduction spontanée de l'invagination obtenue au moins deux fois chez le malade, je pratique des pressions sur le côlon et des tractions légères sur l'intestin grêle. Presque aussitôt, je vois apparaître un appendice iléo-cæcal très long, très blanc. Je le saisis et m'en sers pour tirer sur le cæcum, qui se laisse désinvaginer assez facilement, ainsi que le côlon ascendant. Cæcum et côlon ascendant sont épaissis, blanchâtres, œdématiés et comme cartonnés. Pendant la désinvagination, la bandelette interne du côlon forme comme une espèce de corde raide se laissant mal déplier.

Pendant la réduction, on peut remarquer que l'intestin grêle est à peine dégagé dans l'invagination, 2 ou 3 centimètres à peine. La tête de l'invagination devait correspondre à la partie moyenne du côlon ascendant.

Une fois la réduction obtenue, on constate que celui-ci, y compris le cæcum, est blanc et comparable à du carton mouillé. Un point de la paroi externe du cæcum (union du cæcum et du côlon) semble plus dur et former comme une tumeur diffuse. Il y a quelques ganglions augmentés de volume en arrière de l'angle iléo-cæcal. Les replis iléo-cæcaux sont œdématiés. Il s'agit très vraisemblablement d'une tuberculose cæcale.

Faut-il extirper cæcum et côlon ascendant et aboucher l'iléon dans le côlon transverse?

L'état général précaire du sujet, la présence de l'ascite me décident à faire seulement une anastomose iléo-colique simple, sans exclusion. J'abouche latéro-latéralement l'iléon au côlon transverse, après avoir fait subir une rotation à l'intestin grêle, de façon à ce qu'il se vide isopéristaltiquement dans le gros. Mon intention étant d'intervenir dans une seconde séance pour enlever le côlon ascendant et le cæcum, je place mon anastomose vers le milieu du côlon transverse, à bonne distance de la future section colique.

L'épiploon est ramené devant l'anastomose.

La section du muscle droit est suturée avec trois forts catguts n° 3, prenant à la fois aponévrose, muscle et péritoine. Puis l'incision abdominale verticale est suturée au catgut, en un plan musculopéritonéal ; les deux incisions cutanées sont suturées au crin, en ayant soin que l'aponévrose soit également traversée par le crin.

Les suites ont été excellentes.

Dès le 5, le malade rend des gaz abondants et va à la selle.

Depuis, selles quotidiennes, moulées, spontanées.

Le 6 au soir, température 37°5. Pouls à 100, pas de vomissement.

Le 7, 37° et 36°9. Pouls à 90.

Le 8, 36°8 et 38°. Pouls à 90. Le malade se sent très bien et demande à manger.

Le 9, 36°8 et 37°9.

Le 10, 37° et 37°5.

Le 11, 37°5 et 38°2. On défait le pansement et on fait sauter le point de suture inférieur. Petit hématome.

Le 12, 36°8 et 37°2.

Le 13, 36°6 et 36°9. L'appétit est considérable.

Le 14, 36°6 et 37°2. Les crins sont enlevés.

On est obligé de rationner le malade, très affamé, et de lui donner fréquemment des repas peu copieux.

Le malade rentre chez lui le 19 octobre, en bon état.

Revu le 14 novembre 1908. Le malade est complètement guéri, a engraissé notablement. Il se sent plus fort et marche chaque jour sans fatigue.

L'examen du ventre le montre souple, indolore, même au niveau du cæcum. Le malade ne veut plus entendre parler d'une nouvelle opération si les accidents ne se reproduisent pas.

Présenté à la *Société de Médecine* d'Angers, le 3 février 1909, il est dans un état parfait et a engraissé de 35 livres.

Cette observation présente deux points intéressants :

1º La *désinvagination spontanée*, qui semble s'être produite à plusieurs reprises chez le malade. J'ai, en effet, vérifié, à l'opération, que la tumeur constatée cliniquement correspondait bien à la masse de l'invagination ; or, cette tumeur, facilement accessible, délimitable, s'est dissipée totalement et brusquement à plusieurs reprises, en même temps que disparaissaient les symptômes fonctionnels ;

2º La *conduite opératoire* que j'ai suivie peut prêter à discussion. Je laisse de côté toutes les méthodes que j'aurais pu appliquer si je n'avais pu obtenir la désinvagination et je me borne à examiner ce qui pouvait être tenté une fois la désinvagination obtenue :

a) Laisser les choses en place et se contenter de fixer le cæcum à la fosse iliaque pour prévenir la récidive ; c'était le plus simple, mais aussi le moins rationnel. Indépendamment de la friabilité de la paroi qui rendait les sutures incertaines et même dangereuses, il eût été vraiment illogique de fixer une zone intestinale réservée très probablement à la résection ;

b) Pratiquer immédiatement la résection iléo-cæcale. Cette solution, la seule complète et définitive, fut examinée un instant et rejetée comme trop dangereuse.

Le malade était très affaibli ; l'ascite existante rendait toute exérèse plus grave en augmentant les risques de contamination péritonéale ; l'étendue des modifications pariétales de l'intestin eût nécessité une section vers le milieu du côlon transverse et l'extirpation de la moitié droite du côlon transverse, du côlon ascendant, du cæcum et de 10 centi-mètres de l'iléon ;

c) Aussi me décidai-je à une anastomose iléo-colique. Cette solution est conforme à mon principe d'opérer en deux ou même en trois temps les tumeurs intestinales compliquées d'occlusion ; sans doute, j'aurais pu sectionner l'iléon, fermer le bout inférieur et implanter le supérieur dans le côlon, réalisant ainsi une exclusion unilatérale. J'ai repoussé cette manière de faire : 1º à cause de la simplicité un peu moindre de l'exclusion unilatérale ; 2º parce que, dans ce cas sans rétrécissement, l'exclusion unilatérale ne me paraissait pas plus efficace que l'anastomose simple. On sait, en effet, que l'antipéristaltisme suffit à ramener les matières du côlon transverse dans le cæcum.

Pour éviter ce résultat, il eût donc fallu faire une exclusion bilatérale ; or, celle-ci est presque aussi grave qu'une résection ; elle nécessite une fistulisation cæcale et n'est vraiment de mise que si on renonce à l'exérèse pour l'avenir.

Angers, imp. G. Grassin. — 1607-9

46

www.ingramcontent.com/pod-product-compliance
Ingram Content Group UK Ltd.
Pitfield, Milton Keynes, MK11 3LW, UK
UKHW020010130726
13694UKWH00005B/2203